BEI GRIN MACHT SICH IHR WISSEN BEZAHLT

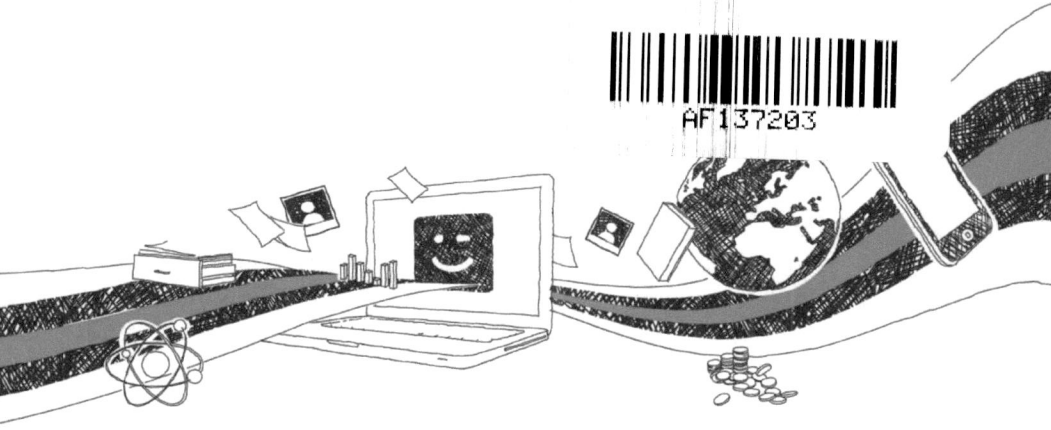

- Wir veröffentlichen Ihre Hausarbeit, Bachelor- und Masterarbeit

- Ihr eigenes eBook und Buch - weltweit in allen wichtigen Shops

- Verdienen Sie an jedem Verkauf

Jetzt bei www.GRIN.com hochladen und kostenlos publizieren

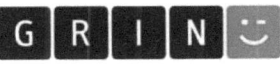

Was ist Notfallpflege? Historische Entwicklung in Deutschland sowie Prozess der Definitionsfindung

Patrick Dormann

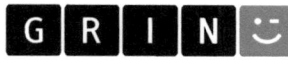

Bibliografische Information der Deutschen Nationalbibliothek:

Die Deutsche Nationalbibliothek verzeichnet diese Publikation in der Deutschen Nationalbibliografie; detaillierte bibliografische Daten sind im Internet über http://dnb.d-nb.de abrufbar.

ISBN: 9783346364067
Dieses Buch ist auch als E-Book erhältlich.

Druck und Bindung: Books on Demand GmbH, Norderstedt Germany
Gedruckt auf säurefreiem Papier aus verantwortungsvollen Quellen

Das vorliegende Werk wurde sorgfältig erarbeitet. Dennoch übernehmen Autoren und Verlag für die Richtigkeit von Angaben, Hinweisen, Links und Ratschlägen sowie eventuelle Druckfehler keine Haftung.

Das Buch bei GRIN: https://www.grin.com/document/993201

Projektstudienarbeit

Definition Notfallpflege

B.A. Patrick Dormann

M.A.

Jahrgang 2017/2019

Definition Notfallpflege

Verfasser/in:

B.A. Patrick Dormann

Zeitraum der Projektstudienarbeit:

01.11.2019 bis 31.01.2020

Inhaltsverzeichnis

Abbildungsverzeichnis

Tabellenverzeichnis

Abkürzungen

DKG	Deutsche Krankenhaus Gesellschaft
DGF	Deutsche Gesellschaft für Funktionsdienste
ABNP	Aktionsbündnis Notfallpflege
nG	Nominaler Gruppenprozess
AWMF	Arbeitsgemeinschaft der Wissenschaftlichen Medizinischen Fachgesellschaften *e.V.*
DGINA	Deutsche Gesellschaft für interdisziplinäre Notfall- und Akutmedizin
KSK	Kardinal schwarzenbergisches Krankenhaus
DBfK	Deutscher Berufsverband für Pflegeberufe
ERNA	Erste Hilfe, Rettungsstellen, Notaufnahme, Ambulanzen
CEKIB	Centrum für Kommunikation, Information, Bildung
NENA	Notfallpflege-erste Einschätzung in -Notaufnahme und- Ambulanz
BRD	Bundesrepublik Deutschland
DQR	Deutscher Qualifikationsrahmen
EQR	Europäischer Qualifikationsrahmen

1   Einleitung

Der Stellenwert von Notaufnahmen im Gesamtkontext des Krankenhauswesens wird in den letzten Jahren immer deutlicher. So entwickeln sich neben neuen gesetzlichen Rahmenbedingungen (vgl. KHSG, §136c, Abs. 4, S.2249) für Notaufnahmen auch neue Fort- und Weiterbildungsangebote für Mediziner (vgl. Wrede et. al 2016, S.533-539) und Pflegepersonal, die sich für das Arbeitsumfeld Notaufnahme weiterqualifizieren möchten, sowohl im Sinne der Qualitätssteigerung und –sicherung als auch im Sinne des lebenslangen Lernens.

Eine Übersicht über die vielschichtigen Entwicklungen im pflegerischen Bereich des Notaufnahmesettings bietet Kapitel 2. Ziel dieser Weiterbildungen ist es, dass Weiterbildungsteilnehmer „Patienten entsprechend dem allgemein anerkannten Stand pflegewissenschaftlicher, medizinischer und weiterer bezugswissenschaftlicher Erkenntnisse" (DKG 2016; S.3) pflegen und „komplexen beruflichen Situationen mit individuellem Handeln" (DKG 2016; S.3) begegnen, „ indem fachliche, personale, soziale und methodische Kompetenzen vertieft und erweitert werden" (DKG 2016; S.3).

Parallel zu diesen zu diesen Entwicklungen sind verschiedene Definitionen von Notfall und Notfallmedizin entstanden:

So ist der Notfall definiert als „plötzlich eingetretenes Ereignis, das eine unmittelbare Gefahr für Leben und Gesundheit bedeutet. Die vitalen Funktionen sind durch Verletzung oder akute Erkrankung bedroht, gestört oder ausgefallen" (Scholz et. al. 2013; S.46). „Die Notfallmedizin umfasst die Erkennung und sachgerechte Behandlung drohender oder eingetretener medizinischer Notfälle, die Wiederherstellung und Aufrechterhaltung der vitalen Funktionen sowie die Wiederherstellung und Aufrechterhaltung der Transportfähigkeit" (Scholz et. al. 2013; S.47) ist eine zu findende Definition für die Notfallmedizin.

Trotz der Entwicklungen in der Weiterbildung von Notfallpflegenden und den unterschiedlichen Definitionen im Bereich der Notfallversorgung war der Bereich der Notfallpflege bis zum Januar 2017 nur unzureichend definiert. Bei der Recherche in Deutschland ist bis zu diesem Zeitpunkt nur eine Definition der Deutschen Gesellschaft für Funktionsdienste (DGF) (siehe Anhang) zu finden, die dem Autor nicht ausreichend erscheint und auf Rücksprache mit deren Autoren ohne einen wissenschaftlichen Prozess entstanden ist.

Eine Definition ist laut Duden eine „ genaue Bestimmung eines Begriffes durch Auseinanderlegung, Erklärung seines Inhalts" (https://www.duden.de/suchen/dudenonline/definition) oder eine   „Selbsteinschätzung,   Selbstverständnis" (https://www.duden.de/suchen/dudenonline/definition). Daher erscheint es unumgänglich, dass wenn eine Weiterqualifikation im Bereich der Notfallpflege stattfindet, um Pflegekräfte für diesen Bereich zu professionalisieren und andere Professionen im Setting der Notfallversorgung sich bereits definiert haben, dass es eine Definition für Notfallpflegende geben muss. Diese muss auf durch einen wissenschaftlichen Prozess validiert und durch eine Expertengruppe konsentiert sein, um dem Anspruch zu genügen, Notfallpflege strukturiert und umfassend zu beschreiben und um die Einzigartigkeit der Profession zu verdeutlichen.

Daher hat es sich das Aktionsbündnis Notfallpflege Anfang 2017 zur Aufgabe gemacht eine wissenschaftlich fundierte Definition für Notfallpflege zu erstellen. Der zu Grunde liegende Prozess soll im Folgenden als Forschungsbericht dargestellt werden.

2   Geschichtliche Entwicklung der Notfallpflege in Deutschland

Die Entwicklung der Profession Notfallpflege ist im internationalen Vergleich relativ jung und beginnt im Jahr 1991 mit der Gründung der Arbeitsgemeinschaft E.R.N.A. durch den DBfK. Eine Übersicht über die historische Entwicklung bis zum Jahr 2016 gibt die folgende Tabelle:

Jahr	Geschichtliche Entwicklung
1991	• DBfK gründet Arbeitsgemeinschaft ERNA
2004	• Start der Weiterbildung ERNA des DBfK in Hamburg (bis 2016)
2005	• Gründung der Arbeitsgemeinschaft Pflege der DGINA
2007	• Start des Fernlehrgangs Emergency Management- Schnittstelle Notaufnahme des CEKIBs in Nürnberg
2008	• Start der Weiterbildung NENA an der Akademie für Gesundheitsberufe in Wuppertal (bis 2012) • Start der Weiterbildung Zentrale Notaufnahme an der Akademie des städtischen Klinikums München (bis heute) • Start der Weiterbildung ERNA des DBfK in Vechta (bis heute)
2012	• Gründung der Arbeitsgemeinschaft Notfallpflege der DKG • Start der landesrechtlich anerkannten Weiterbildung Notfallpflege am Uniklinikum Freiburg • Gründung des Resorts Notfallpflege der DGF • Start der Einstiegsqualifizierung Notfallpflege am Uniklinikum Gießen/Marburg (bis heute)
2013	• Start der Fachweiterbildung für Pflegende in Einrichtungen der Notfallpflege in der Charité Berlin • Angebot des Kurses „Emergency Nurse" am Agaplesion Markus Krankenhaus in Frankfurt am Main (mangels Teilnehmerzahlen niemals stattgefunden)
2014	• Veröffentlichung der Rahmenempfehlung zur Ausgestaltung von Curricula einer Fachweiterbildung Notfallpflege der DGF

	• Veröffentlichung der Empfehlung zur Fachweiterbildung Notfallpflege der DGINA
	• Veröffentlichung des „Positionspapiers für eine Reform der medizinischen Notfallversorgung in Deutschland" der DIVI
	• Veröffentlichung der „Definition Notfallpflege" der DGF
	• Start des ALINA Projekts
	• Start der Fachweiterbildung Notfallpflege nach curricularer Empfehlung der DGINA an der Caritas Akademie Köln Hohenlind
	• Start der Weiterbildung „Fachkraft in Ambulanzen" im Bildungszentrum Schlump in Hamburg
2015	• Gründung des Aktionsbündnisses Notfallpflege
2016	• Start der landesrechtlich anerkannten Fachweiterbildung Notfallpflege am Klinikum links der Weser in Bremen
	• Veröffentlichung „Empfehlung für die Fachweiterbildung Notfallpflege" der DKG

Tabelle 1: Gesichtliche Entwicklung der Notfallpflege in Deutschland, eigene Darstellung

Durch die geschichtliche Weiterentwicklung der Notfallpflege in Deutschland wird deutlich, dass sie einen immer größeren Stellenwert im klinischen Alltag bei der Versorgung von Notfallpatienten einnimmt. Wichtige Meilensteine sind hier vor allem die landesrechtlichen Anerkennungen der Fachweiterbildungen für Notfallpflegende in Berlin und Bremen, sowie die „Empfehlung für die Fachweiterbildung Notfallpflege" der DKG, die aufzeigen, dass die Entwicklung der Notfallpflege auch Einfluss auf den politischen Kontext der BRD genommen haben.

3 Methodik

Zur Erstellung einer Definition Notfallpflege wurde sich primär für ein methodisch-wissenschaftlich fundiertes Vorgehen anhand der Methode eines nominalen Gruppenprozesses (nG) mit den Mitgliedern der Aktionsbündnis Notfallpflege (ABNP) entschieden.

3.1 Der nominale Gruppenprozess

Der nominale Gruppenprozess ist ein strukturiertes Verfahren zur Findung eines Konsensus und „dient der Diskussion und Verabschiedung der Empfehlungen und somit der Beantwortung der klinisch relevanten Fragestellungen" (http://www.awmf.org/leitlinien/awmf-regelwerk/ll-entwicklung/awmf-regelwerk-03-leitlinienentwicklung/ll-entwicklung-strukturierte-konsensfindung.html). Eine einheitliche, strukturierte und wissenschaftlich fundierte Definition des Arbeitsbereiches der Notfallpflege stellt für den Autor eine klinisch relevante Fragestellung dar, sodass sich die genannte Methodik zur Umsetzung anbietet.

Der nominale Gruppenfindungsprozess folgt einer bestimmten Struktur, die durch die folgende Tabelle verdeutlicht werden soll:

Im Vorfeld	Festlegung von Zielen, Vorgehensweise, Abstimmungsverfahren, Tagungsort, Einladung aller an der Konsentierung Beteiligten, Unabhängige Moderation
Ablauf	<ul><li>Präsentation der zu konsentierenden Aussagen / Empfehlungen</li><li>Stille Notiz: Welcher Empfehlung/Empfehlungsgrad stimmen Sie nicht zu? Ergänzung, Alternative?</li><li>Registrierung der Stellungnahmen im Umlaufverfahren und Zusammenfassung von Kommentaren durch den Moderator</li><li>Vorabstimmung über Diskussion der einzelnen Kommentare, Erstellung einer Rangfolge</li><li>Debattieren / Diskussion der Diskussionspunkte</li><li>Endgültige Abstimmung über jede Empfehlung und alle Alternativen</li><li>Schritte werden für jede Empfehlung wiederholt</li></ul>

Abbildung 1: Der Ablauf der Konsensfindung in der Expertengruppe eigene Darstellung
(vgl.http://www.awmf.org/fileadmin/user_upload/Leitlinien/AWMF-Regelwerk/Anhaenge/Anhang_08_Formale_Konsensfindungstechniken.pdf#page=1&zoom=auto,-13,849)

Empfohlen wird hierbei eine Gruppengröße von 15-20 Teilnehmern.

3.1.1 Der nominale Gruppenprozess zur Erstellung der Definition Notfallpflege

Zur Erstellung der Definition Notfallpflege wurde der nominale Gruppenfindungsprozess angepasst, um alle für notwendig erachteten Arbeitsschritte von der Generierung von Arbeitshypothesen bis hin zur Konsolidierung der Thesen zu berücksichtigen (vgl. Panfil 2015, S. 73). Die folgende Abbildung verdeutlicht die durchgeführte Vorgehensweise:

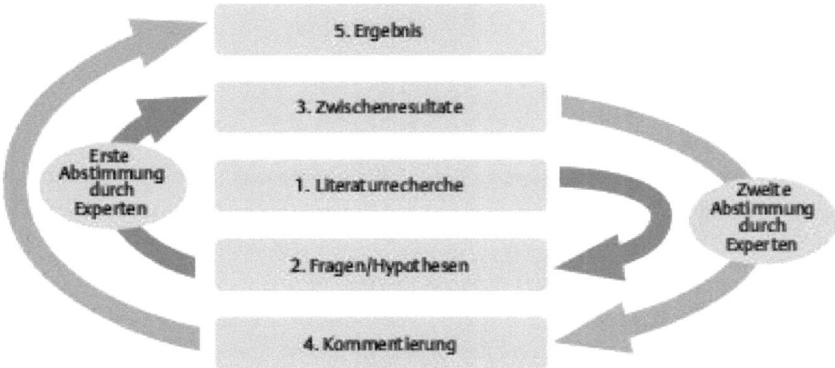

Abbildung 2: Nominaler Gruppenprozess zur Erstellung der Definition Notfallpflege (Dormann et. al. 2017, S.295)

Die primäre Aufgabe stellte somit eine Identifizierung der relevanten Literatur dar, die anschließend unter Berücksichtigung der Fragestellung zusammengefasst werden musste, um aus den Ergebnissen Arbeitshypothesen zu generieren (vgl. Panfil, 2015; S.71-75).

Zur Verifizierung der Hypothesen wurden diese einer Expertengruppe (vgl. Kapitel 5) vorgestellt, welche diese durch das Instrument eines Fragebogens differenziert bearbeiten konnten. Die Abstimmung durch die Expertengruppe fand insgesamt dreimal statt, bis ein Konsens erreicht wurde.

Die einzelnen Punkte des Prozesses werden in den folgenden Kapiteln anhand der Erstellung der Definition Notfallpflege genauer beschrieben.

3.1.2 Das Aktionsbündnis Notfallpflege als Autor einer Definition Notfallpflege

Gegründet wurde das Aktionsbündnis Notfallpflege „aus einer engagierten, multiprofessionellen Interessengemeinschaft, welche sich durch die allen gemeinsamen Ambitionen zur bundesweiten Weiterentwicklung im Bereich der Notfallversorgung kennzeichnete" (http://abnp.de/) im August 2015 in Berlin mit dem Ziel „als unabhängiges Netzwerk bestehende Aus-, Fort- und Weiterbildungskonzepte unter Beachtung berufspolitischer und gesetzlicher Vorgaben und Rahmenbedingungen aller der an der präklinischen und klinischen Notfallversorgung beteiligten Disziplinen zu *bündeln"* (http://abnp.de/).

Daher bot die Plattform des Aktionsbündnisses durch seine Zielsetzung der Mitarbeit an Rahmenbedingungen der Notfallpflege, als auch durch seine Zusammensetzung aus Experten der verschiedenen Professionen der Notfallversorgung die Möglichkeit und Voraussetzungen eine Definition Notfallpflege mit Hilfe eines nG zu schreiben, da aus dem Kreis sowohl die Expertengruppe, als auch der Autor der zu generierenden Hypothesen akquiriert werden konnte.

4   Literaturrecherche

Die Literaturrecherche fand durch ein Mitglied des Aktionsbündnisses über einen Zeitraum von drei Monaten statt, welches nicht an der Expertenabstimmung beteiligt wurde, sondern gemäß den Leitlinien der Arbeitsgemeinschaft der Wissenschaftlichen Medizinischen Fachgesellschaften   *e. V.*   *(AWMF)*   (vgl. http://www.awmf.org/fileadmin/user_upload/Leitlinien/AWMF-Regelwerk/Anhaenge/Anhang_08_Formale_Konsensfindungstechniken.pdf) als Moderator während der Diskussion und als Autor der Arbeitshypothesen, sowie der abschließend konsolidierten Thesen diente.

4.1   Problematik der Literaturrecherche

Bei der Recherche wurde ein Fokus auf die deutschsprachige Literatur gelegt, da der Bereich der Notfallpflege im internationalen Vergleich schon seit mehreren Jahren etabliert und mit einer anderen Berufsausbildung und somit konsekutiv mit einer anderen Qualifikation und Handlungsbefugnis für Pflegepersonal verknüpft ist, was zu einer anderen Definition des Berufsbildes führt.

Die einzige in Deutschland existente Definition war die eingangs bereits beschriebene Definition Notfallpflege der DGF, eine weitere deutschsprachige Definition war in der Schweiz durch die OdASanté im innerhalb des Rahmenlehrplans für Nachdiplomstudien der höheren Fachschulen "Anästhesiepflege" "Intensivpflege" " Notfallpflege" (vgl. OdaSanté 2012, S. 11-13) zu finden.

Die im Mai 2017 von der Deutschen Gesellschaft für interdisziplinäre Notfall- und Akutmedizin (DGINA) veröffentlichte Definition (vgl. https://www.dgina.de/news/definition-notfallpflege_51) war zum Zeitpunkt der Literaturrecherche noch nicht existent und wurde somit nicht in den laufenden Forschungsprozess miteinbezogen.

4.2   Eingeschlossene Quellen der Literaturrecherche

Aus der zuvor beschriebenen Problematik ergaben sich konsekutiv folgende Quellen aus der Literaturrecherche:

Eingeschlossene Quellen der Literaturrecherche
• OdaSanté: Rahmenlehrplan für Nachdiplomstudien der höheren Fachschulen: „Änasthesiepflege/Intensivpflege/Notfallpflege" (April 2012)
• DGF: Rahmenempfehlung der Fachgruppe Notfallpflege in der DGF e.V. zur Ausgestaltung von Curricula einer Fachweiterbildung Notfallpflege (Juli 2014)
• DGINA: Empfehlung zur Fachweiterbildung Notfallpflege der DGINA (März 2014)
• DKG: Empfehlung für die Fachweiterbildung Notfallpflege der DKG (November 2016)
• Kardinal schwarzenbergisches Krankenhaus: Weiterbildung Pflege in Ambulanzen und Notaufnahmen (Februar 2017)
• Charite Berlin: Module der Fachweiterbildung Notfallpflege (Februar 2017)
• Klinikum Links der Weser Bremen: Module der Fachweiterbildung Notfallpflege (Januar 2016)

Tabelle 2: Eingeschlossene Quellen der Literaturrecherche, eigene Darstellung

Zur Identifizierung dieser Quellen wurde primär eine orientierende Literaturrecherche auf der Literaturdatenbank PubMed mit den Suchbegriffen Notfall, Notfallpflege, Curricula Notfall-pflege, Emergency Nurse Practitioner und Akutpflege durchgeführt, welche zu keinen Ergeb-nissen führte.

Daraufhin wurden Expertengespräche durchgeführt durch welche die Quellen in der oben dargestellten Tabelle als relevante Quellen ausgemacht werden konnten. Ausgeschlossen wurden hierbei Quellen die älter als fünf Jahre sind, oder nicht kongruent zu bestehenden Fachweiterbildungen. Die eingeschlossen Quellen beinhalten daher nur zwei ursprüngliche Definitionen von Notfallpflege, durch die zuvor beschriebene Problematik in der Literatur-recherche wurde sich daher dafür entschieden, dass auch bestehende Curricula von Weiter-bildungsstätten und curriculare Empfehlungen der einzelnen Fachgesellschaften miteinbezo-gen werden, da diese durch die in den Modulen abgedeckten Inhalte einen Aufschluss auf die Aufgaben und Tätigkeiten von Pflegenden in der Notaufnahme geben und somit Einfluss auf die Definition Notfallpflege haben.

5   Erstellung von Arbeitshypothesen

Um zu einer Konsensfindung in der Expertengruppe zu gelangen wurden die recherchierten Informationen unter Einbezug der Fragegestellung zusammengefasst und miteinander verglichen, um so Arbeitshypothesen zu generieren, welche als Grundlage für einen Fragebogen zur Expertenbefragung dienen sollten. Hierzu wurden primär die beiden bestehenden Definitionen von OdaSanté und DGF durch eine qualitative Inhaltsanalyse nach Mayring komprimiert und auf Gemeinsamkeiten und Differenzen miteinander verglichen. Des Weiteren wurden die formulierten Ziele der curricularen Empfehlungen/ bestehenden Curricula durch dieselbe Methode miteinander verglichen. Somit konnten kongruente Aussagen in mindestens zwei der vorliegenden Quellen sichergestellt werden.

5.1   Vergleich der beiden Definitionen

Beim Vergleich der beiden bestehenden deutschsprachigen Definitionen von Notfallpflege konnten Übereinstimmungen, sowie Differenzen festgestellt werden, die im Folgenden genauer beschrieben werden sollen.

5.1.1   Gemeinsame Aussagen von OdaSanté und DGF

Die Pflege in der Notaufnahme ist laut OdaSanté und DGF geprägt durch eine selbstständige Durchführung innerhalb des Kompetenzrahmens, oder in Zusammenarbeit mit anderen Berufsgruppen und besteht aus pflegerischen Tätigkeiten zur Versorgung von Notfallpatienten und deren Angehörigen. Der Notfallpatient entspringt allen Altersgruppen und ist gekennzeichnet durch unterschiedliche Schweregrade der Erkrankung, eine unterschiedliche soziokulturelle Herkunft, sowie unterschiedliche Erkrankungen. Der Arbeitsbereich der Notaufnahme ist gekennzeichnet durch einen raschen, unvorhersehbaren Wechsel der Arbeitsabläufe, wobei immer die Individualität der Notfallsituation berücksichtigt werden muss. Die Notaufnahme versteht sich hierbei als Schnittstelle zwischen Präklinik und Klinik. (vgl. OdaSanté 2012; DGF 2014).

5.1.2   Zusätzliche Aussagen der DGF

Die Notfallpflege ist ein Teilbereich der Gesundheits- und Krankenpflege und dient zur Unterstützung des Arztes.

Ihre Aufgaben bestehen aus der Wiederherstellung der Aktivitäten des täglichen Lebens, der Linderung/Stabilisierung des objektiv eingeschränkten Gesundheitszustandes und Fokussierung von ambulanter Entlassung, oder stationärer Aufnahme nach Ersteinschätzung, Diagnostik und Therapie. Des Weiteren sind sie zuständig für die Begleitung sterbender Patienten und können weiterführende Aufgaben innerhalb des Kompetenzfeldes übernehmen.

Diese Aufgaben übernehmen sie alle unter der Berücksichtigung der Selbstbestimmung des Patienten (vgl. DGF 2014).

5.1.3   Zusätzliche Aussagen der OdaSanté

Laut OdaSanté ist die Arbeit von Notfallpflegenden weiterhin geprägt durch die Arbeit unter ärztlicher Delegation, die Arbeit in speziellen Räumlichkeiten, evidenzbasiertes Handeln, Leitsymptomorientierung, zeitlich begrenzte Ressourcen, regelmäßige Weiterbildung, Beteiligung an Berufsentwicklung, Beteiligung an Risiko-/Qualitätsmanagement und geprägt durch Änderungen im Gesundheitswesen und die demographische Entwicklung, sowie ein komplexes Behandlungsspektrumund Polymorbidität der Patienten (vgl. OdaSanté 2012).

5.2   Gemeinsame Ziele der curricularen Empfehlungen von DKG, DGF, KSK, DGINA

Im Vergleich der einzelnen Ziele der curricularen Empfehlungen für eine Fachweiterbildung Notfallpflege konnten spezielle Gemeinsamkeiten festgestellt werden, diese sind:

- Wissenserweiterung
- Spezielle Kompetenzen von Pflegenden in der Notaufnahme
- Übertragung von Fachwissen in die Pflegepraxis
- Verbesserung der interdisziplinären Zusammenarbeit
- Selbstbestimmung des Patienten mit all seinen Hintergründen wird gewährt
- Qualitätssicherung und Verbesserung der Notfallversorgung (vgl. DGINA 2014; S.2, DGF   2014;   S.1-3,   DKG   2016;   S.   3,   http://www.kh-schwarz-ach.at/fileadmin/user_upload/downloads/karriere/Notfallpflege2012Broschuere.pdf)

Diese kongruenten Ziele haben wiederum einen Einfluss auf die Definition von Notfallpflegenden, da sie zentrale Eigenschaften von Notfallpflegenden beschreiben, die diese nach Abschluss einer Fachweiterbildung besitzen sollen.

5.3   Fragen/Thesen nach Vergleich der einzelnen Quellen

Durch den Vergleich der verschiedenen Quellen miteinander wurden Arbeitshypothesen zu Fragen, die sich aus dem Arbeitsumfeld von Notaufnahmen und Notfallpflegenden ergeben haben, generiert, welche durch die Aussagen in der Literatur beantwortet wurden. Dies dienten als Grundlage zur Erstellung des Fragebogens für die Expertengruppe:

1. Wie gestaltet sich das Arbeitsumfeld in der Notaufnahme?
   Es ist ein Funktionsbereich, gekennzeichnet durch:
   ✓ Raschen, unvorhersehbaren Wechsel der Arbeitsabläufe und des Arbeitspensums
   ✓ Individualität der Notfallsituation

- ✓ Symptomorientierte Behandlungsweise
- ✓ Zeitlich begrenzte Ressourcen
- ✓ Breites Behandlungsspektrum
- ✓ Schnittstelle zwischen Präklinik und weiteren klinischen Versorgungsbereichen

Bitte bearbeiten!

Frage/ These	Einverständnis		Änderung/ Modifikation
Wie gestaltet sich das Arbeitsumfeld in der Notaufnahme? /Es ist ein Funktionsbereich.	o ja	o nein	

Literaturgestützte „Antwort" = Definitionsinhalt	Einverständnis		Änderung/ Modifikation
1. Rascher, unvorhersehbarer Wechsel der Arbeitsabläufe und des Arbeitspensums	o ja	o nein	
2. Individualität jeder Notfallsituation			
3. Symptomorientierte Behandlungsweise			
4. Zeitlich begrenzte Ressourcen			
5. Breites Behandlungsspektrum			
6. Schnittstelle zwischen Präklinik und weiteren klinischen Versorgungsbereichen			

Abbildung 3: Seite 1 Fragebogen zur Definition Notfallpflege 1. Version

2. Wie definiert sich der Notfallpatient?

Der Notfallpatient stellt eine hochkomplexe Pflegesituation dar, da er:

- ✓ Aus allen Altersgruppen kommt
- ✓ Unterschiedliche Schweregrade an heterogenen somatischen/psychischen Erkrankungen aufweist
- ✓ Unterschiedliche soziokulturelle Herkunft hat
- ✓ Selbstbestimmt ist

Frage/ These	Einverständnis		Änderung/ Modifikation
Wie definiert sich der Notfallpatient? /Der Notfallpatient stellt eine hochkomplexe Pflegesituation dar.	o ja	o nein	

Literaturgestützte „Antwort" = Definitionsinhalt	Einverständnis		Änderung/ Modifikation
1. Kommen aus allen Altersgruppen	o ja	o nein	
2. Weisen unterschiedliche Schweregrade an heterogenen somatischen/psychischen Erkrankungen auf			
3. Haben unterschiedliche soziokulturelle Herkunft			
4. Selbstbestimmung des Patienten			

Abbildung 4: Seite 2 Fragebogen zur Definition Notfallpflege 1. Version

3. Welche Möglichkeiten besitzen Pflegekräfte in der Notaufnahme innerhalb des gesetzlichen Rahmens?

   Substitution ist möglich und notwendig:

   ✓ Kompetenzfelderweiterung von Pflegekräften aufgrund neuer Möglichkeit und der veränderten gesetzlichen Rahmenbedingungen

Frage/ These	Einverständnis		Änderung/ Modifikation
Welche Möglichkeiten besitzen Pflegekräfte in der Notaufnahme innerhalb des gesetzlichen Rahmens? /Substitution ist möglich und notwendig.	o ja	o nein	

Literaturgestützte „Antwort' = Definitionsinhalt	Einverständnis		Änderung/ Modifikation
1. Kompetenzfelderweiterung von Pflegekräften aufgrund neuer Möglichkeit und der veränderten gesetzlichen Rahmenbedingungen	o ja	o nein	

Abbildung 5: Seite 3 Fragebogen zur Definition Notfallpflege 1. Version

4. Welche Rolle nimmt die Pflege im interdisziplinären Team in der Notaufnahme ein?

   Die Notfallpflege stellt eine eigene Profession:

✓ Eigenständige Profession

✓ Förderung der interdisziplinären Zusammenarbeit

✓ Partner des Arztes

✓ Ausbildung von Berufsanfängern verschiedenster Professionen

✓ Organisation/Strukturierung der Arbeitsprozesse innerhalb des multiprofessionellen Teams

Frage/ These	Einverständnis		Änderung/ Modifikation
Welche Rolle nimmt die Pflege im interdisziplinären Team in der Notaufnahme ein? / Rollenverständnis im Sinne einer eigenen Profession.	⊂ ja	o nein	
Literaturgestützte „Antwort" = Definitionsinhalt	Einverständnis		Änderung/ Modifikation
1. Eigenständige Profession	o ja	o nein	
2. Förderung der interdisziplinären Zusammenarbeit			
3. Partner des Arztes			
4. Ausbildung von Berufsanfängern verschiedenster Professionen			
5. Organisation/Strukturierung der Arbeitsprozesse innerhalb des multiprofessionellen Teams			

Abbildung 6: Seite 4 Fragebogen zur Definition Notfallpflege 1. Version

5. Welche Aufgaben hat eine Pflegekraft in der Notaufnahme?

   Es gibt höchstpersönliche Leistungen der Notfallpflege:

✓ Linderung/Unterstützung bei der Heilung der subjektiven Beschwerden des Patienten

✓ Erkennen der Bedürfnisse des Patienten

✓ Betreuung des Patienten

✓ Ganzheitliche Betrachtung des Patienten

✓ Pflegerische Versorgung von Notfallpatienten und deren Angehörigen als autarke Aufgabe innerhalb ihres Kompetenzrahmens und in Zusammenarbeit mit anderen Berufsgruppen

✓ Ersteinschätzung des Patienten

✓ Einleiten/Interpretieren diagnostischer Maßnahmen und Beginn der indizierten Therapie in Zusammenarbeit mit dem Arzt

✓ Sicherstellung der Behandlungsqualität

Frage/ These	Einverständnis		Änderung/ Modifikation
Welche Aufgaben hat eine Pflegekraft in der Notaufnahme? /Es gibt höchstpersönliche Leistungen der Notfallpflege.	o ja	o nein	
Literaturgestützte „Antwort" = Definitionsinhalt	Einverständnis		Änderung/ Modifikation
	o ja	n nein	
1. Linderung/Unterstützung bei der Heilung der subjektiven Beschwerden des Patienten			
2. Erkennen der Bedürfnisse des Patienten			
3. Betreuung des Patienten			
4. Ganzheitliche Betrachtung des Patienten			
5. Pflegerische Versorgung von Notfallpatienten und deren Angehörigen als autarke Aufgabe innerhalb ihres Kompetenzrahmens und in Zusammenarbeit mit anderen Berufsgruppen			
6. Ersteinschätzung des Patienten			
7. Einleiten/Interpretieren diagnostischer Maßnahmen und Beginn der indizierten Therapie in Zusammenarbeit mit dem Arzt			
8. Sicherstellung der Behandlungsqualität			

Abbildung 7: Seite 5 Fragebogen zur Definition Notfallpflege 1. Version

6. Welche Kompetenzen muss eine Pflegekraft in der Notaufnahme besitzen? Kompetenzverständnis (DQR/ EQR) ist nicht ausreichend, denn die Notfallpflegekraft besitzt:

✓ Fachwissen im Bereich der Notfallpflege und anderer Bezugswissenschaften (Medizin, Psychologie, …)

✓ Fähigkeit zum wissenschaftlichen Arbeiten und dessen Ergebnisse in die Praxis als evidenzbasiertes Handeln zu implementieren

✓ Sozialkompetenz

✓ Selbstkompetenz

✓ Berufliches Selbstverständnis

Frage/ These	Einverständnis		Änderung/ Modifikation
Welche Kompetenzen muss eine Pflegekraft in der Notaufnahme besitzen? /Kompetenzverständnis (DQR/ EQF) ist nicht ausreichend.	o ja	o nein	
Literaturgestützte „Antwort" = Definitionsinhalt	Einverständnis		Änderung/ Modifikation
	o ja	o nein	
1. Fachwissen in Bereich der Notfallpflege und anderen Bezugswissenschaften (Medizin, Psychologie,...)			
2. Fähigkeit zum wissenschaftlichen Arbeiten und dessen Ergebnisse in die Praxis als evidenzbasiertes Handeln zu implementieren			
3. Sozialkompetenz			
4. Selbstkompetenz			
5. Berufliches Selbstverständnis			

Abbildung 8: Seite 6 Fragebogen zur Definition Notfallpflege 1. Version

Diese Arbeitshypothesen wurden der gebildeten Expertengruppe im nächsten Schritt des nG vorgestellt und nochmals in Form einer Zusammenfassung und eines Fragebogens schriftlich aufbereitet.

6   Zusammensetzung der Expertengruppe

Die Expertengruppe, die aus Mitgliedern des Aktionsbündnisses Notfallpflege gebildet wurde, bestand aus sechs Mitgliedern, die jeweils eine langjährige Erfahrung im Bereich des Notaufnahmesettings nachweisen können. Darüber hinaus weisen sie jeweils weitere Qualifikationen und berufliche Positionen auf, welche die nachfolgende Tabelle verdeutlichen soll:

Berufliche Positionen	Ausbildungen/Studium
• Pflegedienstleitungen: 2	• Gesundheits- und Krankenpfleger: 6
• Wissenschaftlicher Mitarbeiter: 1	• Fachgesundheits- und Krankenpfleger für Intensiv- und Anästhesiepflege: 2
• Dozentin für Notfallpflege: 2	
• Gesundheits- und Krankenpfleger in der Notaufnahme: 1	• Rettungssanitäter: 1
	• Rettungsassistentin: 1
• Stationsleitung Intensivstation: 1	• B.Sc (inklusive cand. B.Sc.): 4
	• M.A. (inclusive cand. M.): 2
	• Systemischer Coach: 1

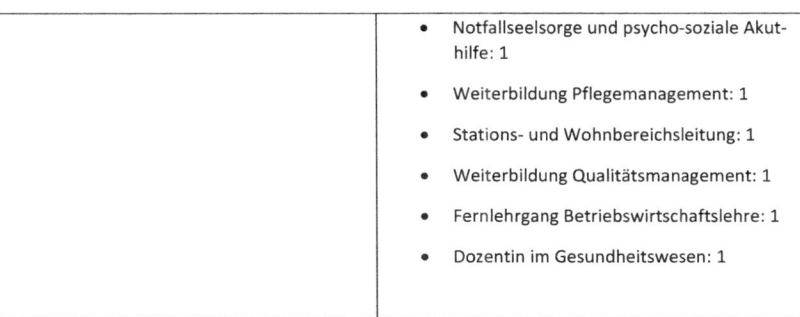

	• Notfallseelsorge und psycho-soziale Akuthilfe: 1
	• Weiterbildung Pflegemanagement: 1
	• Stations- und Wohnbereichsleitung: 1
	• Weiterbildung Qualitätsmanagement: 1
	• Fernlehrgang Betriebswirtschaftslehre: 1
	• Dozentin im Gesundheitswesen: 1

Tabelle 3: Berufliche Positionen und Qualifikationen der Expertengruppe, eigene Darstellung

Durch die breite Fächerung der Qualifikationen und Erfahrung der Experten konnte eine differenzierte Betrachtung der Thematik sichergestellt werden, denn die Befragten haben nicht nur Erfahrung im Bereich der Notaufnahme, sondern auch aus den angrenzenden Versorgungsbereichen (Intensivpflege, Rettungsdienst), sowie im Bereich des Managements und der Pädagogik, als auch im Bereich der Notfallseelsorge. Des Weiteren ist der Tabelle zu entnehmen, dass die Befragten nicht nur über verschiedenste fachliche Qualifikationen verfügen, sondern auch unterschiedlichste Bildungsabschlüsse bis hin zur Masterqualifikation, sodass der wissenschaftliche Prozess der Erarbeitung der Definition auch durch diese Expertise unterstützt werden konnte.

7   Zwischenresultate.

Insgesamt wurde die Befragung der Experten dreimalig durchgeführt, die neuen Ergebnisse wurden in einem jeweils neuen Fragebogen angepasst, der zu einer weiteren Abstimmung versandt wurde. Die Veränderungen der des Fragebogens und somit der Definition Notfallpflege, sollen im Folgenden differenziert dargestellt werden:

7.1   Veränderungen nach 1. Expertenbefragung

Nach der Vorstellung der erstellten Fragen/Thesen zur Definition Notfallpflege im Plenum der Expertengruppe wurde diesem der zuvor erstellte Fragebogen ausgegeben, der binnen eines Monats beim Autor beantwortet wieder eingereicht werden sollte. Dieser fasste die Veränderungen durch die Experten nochmals durch eine qualitative Inhaltsanalyse nach Mayring zusammen und änderte die bestehenden Fragen/Arbeitshypothesen dementsprechend. Die Ergänzungen nach der 1. Expertenbefragung führten zu einer weiterhin zu einer Beschreibung im Fließtext:

1. Wie gestaltet sich das Arbeitsumfeld in der Notaufnahme?

Die Notaufnahme ist ein Funktionsbereich, der gekennzeichnet ist durch einen raschen und unvorhersehbaren Wechsel der Arbeitsabläufe und des Arbeitspensums und die Individualität jeder Notfallsituation. Die Besonderheiten der Arbeiten in der Notaufnahme sind die symptomorientierte Behandlungsweise, die zeitlich begrenzten Ressourcen und das breite Behandlungsspektrum. Die Notaufnahme versteht sich hierbei als eine Schnittstelle zwischen Präklinik und weiteren klinischen Versorgungsbereichen.

2. Wie definiert sich der Notfallpatient?

Der Notfallpatient stellt eine hochkomplexe Pflegesituation dar, denn er kommt aus allen Altersgruppen und weißt unterschiedliche Schweregrade an heterogenen somatischen/psychischen Erkrankungen auf, sowie unterschiedlichste soziokulturelle Herkünfte. Bei der Behandlung des Notfallpatienten muss seine Selbstbestimmung immer beachtet werden.

3. Welche Möglichkeiten besitzen Pflegekräfte in der Notaufnahme innerhalb des gesetzlichen Rahmens?

Substitution ist möglich und notwendig, das heißt eine Kompetenzfelderweiterung von Pflegenden auf Grundlage neuer gesetzlicher Rahmenbedingungen.

4. Welche Rolle nimmt die Pflege im interdisziplinären Team in der Notaufnahme ein?

Die Pflege stellt innerhalb des Interdisziplinären Teams eine eigene Profession dar, mit der Aufgabe der Förderung der interdisziplinären Zusammenarbeit und der Ausbildung von Berufsanfängern verschiedenster Professionen, sowie der Organisation und Strukturierung der Arbeitsprozesse innerhalb des multiprofessionellen Teams. Die Pflege versteht sich dabei als Partner des Arztes.

5. Welche Aufgaben hat eine Pflegekraft in der Notaufnahme?

Es gibt charakteristische Leistungen und Aufgaben der Profession Pflege im Handlungsfeld der Notaufnahme. Hierzu gehören die Linderung/Unterstützung bei der Heilung der subjektiven Beschwerden des Patienten, das Erkennen der Bedürfnisse des Patienten, die Betreuung des Patienten, die ganzheitliche Betrachtung des Patienten, die pflegerische Versorgung von Notfallpatienten und deren Angehörigen als autarke Aufgabe innerhalb ihres Kompetenzrahmens und in Zusammenarbeit mit anderen Berufsgruppen, die Ersteinschätzung des Patienten, das Einleiten/Interpretieren diagnostischer Maßnahmen und Beginn der indizierten Therapie in Zusammenarbeit mit dem Arzt und die Sicherstellung der Behandlungsqualität.

6. Welche Kompetenzen muss eine Pflegekraft in der Notaufnahme besitzen?

Das aktuelle Kompetenzverständnis (Deutscher Qualifikationsrahmen (DQR) und Europäischer Qualifikationsrahmen (EQR)) ist für Pflegende in der Notaufnahme nicht ausreichend, denn Notfallpflegende besitzen Fachwissen im Bereich der Notfallpflege und anderen Bezugswissenschaften, sowie die Fähigkeit zum wissenschaftlichen Arbeiten und die Fähigkeit dieses Wissen in Form von evidenzbasiertem Handeln in die Praxis zu implementieren. Des Weiteren besitzen sie eine hohe Sozial- und Selbstkompetenz, sowie ein berufliches Selbstverständnis.

Die neuen Fragen/Thesen wurden zur Generierung eines neuen Fragebogens genutzt, der des Weiteren im Layout angepasst wurde (siehe Anhang). Dieser wurde mit dem Ziel der Konsertierung erneut an alle Mitglieder der Expertengruppe versandt mit der Bitte um Rücksendung innerhalb eines Monats.

7.2 Veränderungen nach 2. Expertenbefragung

Die neuen Ergebnisse wurden erneut durch eine qualitative Inhaltsanalyse nach Mayring zusammengefasst. Hieraus ergaben sich marginale Veränderungen für die gebildeten Fragen und Thesen:

Die Erläuterung der ersten These wurde ergänzt durch den Zusatz: Zunehmend behandeln Notaufnahmen auch Patienten, die sich durch niedergelassene Ärzte nicht zeitnah und adäquat behandelt fühlen.

Die dritte These wurde umformuliert in: Substitution, sowie generelle Delegation sind möglich und notwendig, das heißt eine Kompetenzfelderweiterung von Pflegenden auf Grundlage vorhandener/bestehender gesetzlicher Rahmenbedingungen (z.B. Heilkundeübertragungsverodnung).

Die Erläuterung der fünften These wurde um den Begriff der pflegerischen Betreuung des Patienten erweitert, sowie die Erläuterung der sechsten These um den Begriff des Wissens aus dem Bereich des Managements erweitert wurde.

Dieser Ergänzungen würden wiederrum zur Generierung eines neuen Fragebogens genutzt, welcher mit dem erneuten Ziel der Konsertierung an alle Mitglieder versandt wurde, mit der Bitte eines Rücklaufs innerhalb eines Monats.

Nach dem Rücklauf dieses Fragebogens konnte ein Konsens der gesamten Expertengruppe erreicht werden, sodass aus den Rückläufen die endgültige konsertierte Definition Notfallpflege erstellt werden konnte.

8   Ergebnis: Konsertierte Definition Notfallpflege des Aktionsbündnisses Notfallpflege

1. Die Notaufnahme ist ein Funktionsbereich, der gekennzeichnet ist durch einen raschen und unvorhersehbaren Wechsel der Arbeitsabläufe, des Arbeitspensums und die Individualität jeder Notfallsituation. Die Besonderheiten der Arbeiten in der Not-

aufnahme sind die symptomorientierte Behandlungsweise, die zeitlich begrenzten Ressourcen und das breite Behandlungsspektrum. Die Notaufnahme versteht sich hierbei als eine Schnittstelle zwischen Präklinik und weiteren klinischen Versorgungsbereichen. Zunehmend behandeln Notaufnahmen auch Patienten, die sich durch niedergelassene Ärzte nicht zeitnah und adäquat behandelt fühlen.

2. Der Notfallpatient stellt eine hochkomplexe Pflegesituation dar, denn er kommt aus allen Altersgruppen und weist unterschiedliche Schweregrade an heterogenen somatischen/psychischen Erkrankungen auf, sowie unterschiedlichste soziokulturelle Herkünfte. Bei der Behandlung des Notfallpatienten muss seine Selbstbestimmung immer beachtet werden.

3. Substitution, sowie generelle Delegation an Notfallpflegende ist möglich und notwendig, das heißt eine Kompetenzfelderweiterung von Pflegenden auf Grundlage vorhandener/bestehender gesetzlicher Rahmenbedingungen (z.B. Heilkundeübertragungsverodnung).

4. Die Pflege stellt innerhalb des interdisziplinären Teams eine eigenständige Profession dar mit der Aufgabe der Förderung der interdisziplinären Zusammenarbeit und der Ausbildung von Berufsanfängern verschiedenster Professionen, sowie der Organisation und Strukturierung der Arbeitsprozesse innerhalb des multiprofessionellen Teams. Die Pflege versteht sich dabei als Partner des Arztes.

5. Es gibt charakteristische Leistungen und Aufgaben der Profession Pflege im Handlungsfeld der Notaufnahme, hierzu gehören die Linderung/Unterstützung bei der Heilung der subjektiven Beschwerden des Patienten, das Erkennen der Bedürfnisse des Patienten, die pflegerische Betreuung des Patienten, die ganzheitliche Betrachtung des Patienten, die pflegerische Versorgung von Notfallpatienten und deren Angehörigen als autarke Aufgabe innerhalb ihres Kompetenzrahmens und in Zusammenarbeit mit anderen Berufsgruppen, die Ersteinschätzung des Patienten, das Einleiten/Interpretieren diagnostischer Maßnahmen und Beginn der indizierten Therapie in Zusammenarbeit mit dem Arzt und die Sicherstellung der Behandlungsqualität.

6. Das aktuelle Kompetenzverständnis (Deutscher Qualifikationsrahmen (DQR) und Europäischer Qualifikationsrahmen (EQR)) ist für Pflegende in der Notaufnahme nicht ausreichend, denn Notfallpflegende besitzen Fachwissen im Bereich der Notfallpflege, anderen Bezugswissenschaften und aus dem Bereich des Managements sowie die Fähigkeit zum wissenschaftlichen Arbeiten und die Fähigkeit, dieses Wissen in Form von evidenzbasiertem Handeln in die Praxis zu implementieren. Des Weiteren besitzen sie eine hohe Sozial- und Selbstkompetenz, sowie ein berufliches Selbstverständnis.

9 Neuralgische Punkte bei der Vorgehensweise zur Erstellung der Definition Notfallpflege

Bei dem durchgeführten nG zur Erstellung einer Definition Notfallpflege ergaben sich folgende neuralgische Punkte:

1. Wie aus der Zusammensetzung der Expertengruppe zu entnehmen ist (vgl. Kapitel 5) arbeitet zur Zeit nur einer der Befragten im direkten Arbeitsumfeld der Notaufnahme, alle anderen Befragten sind zwar beschäftigt in Schnittstellenbereichen zur Notaufnahme, arbeiten aber nicht im direkten Kontext, was zum einem zur einer breitgefächerten Expertise führte, allerdings auch eine Verzerrung der Ergebnisse möglich macht.

2. Die in den Leitlinien zum nG empfohlene Gruppengröße von 15-20 Experten wurde nicht eingehalten, da die befragte Expertengruppe nur aus sechs Personen bestand. Die Rekrutierung einer größeren Expertengruppe gestaltete sich schwierig, da sich die Notfallpflege in Deutschland zurzeit in der Entstehung als eigenständige Profession befindet, eine große Gruppe an Experten ist daher noch nicht vorhanden. Trotzdem wurde sich für die Methodik des nG entschieden, um einer strukturierten Vorgehensweise zu folgen und wissenschaftlichen Maßstäben zu entsprechen.

3. Die qualitative Inhaltsanalyse nach Mayring durch den Autor und Moderator entspricht zwar in hohem Maße den Gütekriterien der Reliabilität und Validität, entspricht aber nicht im vollen Maße der qualitativen Forschung im Sinne eines rein induktiven Ansatzes (vgl. Flick 2002)

4. Durch den bisherigen Forschungsprozess wurden Arbeitshypothesen hergeleitet und durch eine Expertengruppe bestätigt, um eine validierte Aussage im Sinne der quantitativen Forschung zu generieren müssten weitere Befragungen mit einer größeren Gruppe an Befragten stattfinden (n mindestens 200, im Sinne der Delphi Methode).

5. Die charakteristischen Leistungen der Notfallpflege sind in der Definition zwar in Teilen beschrieben, können aber in keiner Weise den Anspruch auf Vollständigkeit erheben. Erst durch die Erstellung eines Leistungskataloges für Notfallpflegende könnte das komplette Arbeitsspektrum für Notfallpflegende dargestellt werden, aus dem konsekutiv ein Lernzielkatalog für Fachweiterbildungen im Bereich der Notfallpflege abgeleitet werden könnte.

Trotz der aufgeführten neuralgischen Punkte stellt die Definition Notfallpflege des Aktionsbündnisses eine erste wissenschaftlich fundierte Definition der Profession Notfallpflegender im deutschsprachigen Raum dar, deren wissenschaftlicher Prozess der Herleitung reproduzierbar ist.

10   Diskussion

Die durch die umfassende Recherche ausfindig gemachten bisherigen Definitionen von Notfallpflege, sowie die curricularen Empfehlungen der Fachgesellschaften bildeten eine gute Diskussionsgrundlage für die Expertenrunde, da Gemeinsamkeiten und Differenzen diskutiert werden konnten, um so durch die Methodik des nG eine umfassende Begriffserläuterung zu formulieren, allerdings sind einige der aufgestellten Thesen noch zur Diskussion frei zu stellen:

1. Die Notaufnahme wird als Funktionsbereich definiert, wegen der Individualität der Arbeitsbedingungen in diesem Arbeitssetting. Allerdings besteht noch keine allgemeingültige Definition des Begriffes „Funktionsbereich", daher muss offen diskutiert werden, ob Notaufnahmen als solche bezeichnet werden können.

2. Die Forderung nach Delegation und Substitution von Tätigkeiten stellt eine elementare Forderung innerhalb der Definition dar, was die Konsequenz der Kompetenzfelderweiterung von Pflegekräften bedeutet. Für den Autor stellt dies nur eine logische Entwicklung dar, denn qualitativ aus- und weitergebildete Pflegekräfte müssen ihren Kompetenzen entsprechend eingesetzt werden, zum einem um die Qualität und Patientensicherheit in der Gesundheitsversorgung aufrecht zu erhalten, zum anderen um ihr Potential ausreichend zu nutzen. Im anglo-amerikanischen Raum werden Pflegekräfte schon seit mehreren Jahrzenten dementsprechend genutzt, das die dort eingesetzten Emergency Nurse Practicioners/ Emergency Nurse Consultants Aufgaben im Bereich des Notaufnahmesettings eigenverantwortlich und autark übernehmen.

3. Die Zuordnung von Pflegekräften aus der Notaufnahme im Bereich des DQR/EQR hat bisher nicht stattgefunden, es muss eine Zuordnung zu einer entsprechenden Qualifikationsstufe stattfinden. Konsekutiv zur Zuordnung einer Qualifikationsstufe müssen die Entlohnung der Pflegekräfte und ihr Aufgabengebiet angepasst werden, damit Pflegekräfte sinnvoll ihrem Qualifikationsprofil entsprechend eingesetzt werden.

11   Ausblick

Die Definition Notfallpflege des Aktionsbündnisses Notfallpflege stellt den ersten Teil einer wissenschaftlich fundierten Definition der Profession dar, allerdings sind die aufgestellten Thesen noch im Zuge der quantitativen Forschung zu belegen. Hierfür würde sich eine großangelegte Studie im quantitativen Design einer Delphi Studie anbieten.

Für die weitere Entwicklung der Notfallpflege stellt es allerdings einen unumgänglichen Prozess dar sich selbst zu definieren und den Begriff genauer zu bestimmen.

Um Zuge der Neuformulierung des Gesetzes zur Reform der Strukturen der Krankenhausversorgung durch den Gesetzlichen Bundesausschuss bleibt ab zu warten, welche Einflüsse dieser auf die Notfallpflege haben wird. Die Forderung einer Fachkraftquote von Notfallpflegenden vergleichbar mit dem Bereich der Intensiv und Anästhesiepflege wäre hier wünschenswert, da somit eine kontinuierliche Weiterbildung von Pflegekräften in der Notaufnahme erreicht werden könnte, was konsekutiv zu einer weiteren Professionalisierung des Berufes führen würde.

Die zeitgleiche Entstehung von Definitionen und Weiterbildungen im Bereich der Notfallpflege zeigen zum einen auf das aktuell eine vielschichtige Entwicklung in diesem Bereich stattfindet, allerdings auch, dass die einzelnen Bemühungen gebündelt werden müssen, um ein einheitliches Ergebnis zu erzeugen.

Literaturverzeichnis

- Wrede, C.; Wyrwich, W. ;Gries, A. (2016): Fort- und Weiterbildungskonzepte in der klinischen Notfallmedizin. In: Notfall- und Rettungsmedizin. 2016/7, S.533-539

- Deutsche Krankenhaus Gesellschaft (2016): DKG-Empfehlung für die Weiterbildung Notfallpflege

- Gesetz zur Reform der Strukturen der Krankenhausversorgung (Krankenhausstruk-turgesetz–KHSG) in der Fassung vom 17.12.2015, §136c, Abs. 4

- Scholz, Jens; Sefrin, Peter; Böttiger, Bernd; Dörges, Volker; Wenzel, Volker (2016): Notfallmedizin

- https://www.duden.de/suchen/dudenonline/definition , abgerufen am 22.03.2018

- http://www.awmf.org/leitlinien/awmf-regelwerk/ll-entwicklung/awmf-regelwerk-03-leitlinienentwicklung/ll-entwicklung-strukturierte-konsensfindung.html , abgerufen am 22.03.2018

- http://www.awmf.org/fileadmin/user_upload/Leitlinien/AWMF-Regel-werk/Anhaenge/Anhang_08_Formale_Konsensfindungstechniken.pdf#page=1&zoom=auto,-13,849 , abgerufen am 22.03.2018

- Dormann, Patrick; Wedler, Katrin; Machner, Mareen; Fuchs, Andreas (2017): Notfall-pflege- was ist das eigentlich?. In: intensiv-Fachzeitschrift für Intensivpflege und An-ästhesie. 2017/6, S.293-298

- http://abnp.de/ , abgerufen am 22.03.2018

- https://www.dgina.de/news/definition-notfallpflege_51 , abgerufen am 22.03.2018

- OdaSanté (2012): Rahmenlehrplan für Nachdiplomstudien der höheren Fachschulen "Anästhesiepflege" "Intensivpflege" " Notfallpflege"

- DGF (2014): Rahmenempfehlung der Fachgruppe Notfallpflege in der DGF e.V. zur Ausgestaltung von Curricula einer Fachweiterbildung Notfallpflege

- DGINA (2014): Empfehlung der Fachweiterbildung Notfallpflege der DGINA

- Panfil, Eva-Maria (2015): Wissenschaftliches Arbeiten in der Pflege- Lehr- und Ar-beitsbuch für Pflegende

- https://akademie.charite.de/fileadmin/user_upload/microsites/sonstige/akademie/WB_Q/Notfallpflege/Notfallpflege.pdf, abgerufen am 29.03.2018

- https://www.gesundheitnord.de/fileadmin/daten/ldw_pdf/LDW_Notfallpflege_8Seiter_Final.pdf, abgerufen am 29.03.2018

_____

- http://www.kh-
  schwarz-
  ach.at/fileadmin/user_upload/downloads/karriere/Notfallpflege2012Broschuere.pdf ,
  abgerufen am 29.03.2018
- Flick, U. (2002): Qualitative Sozialforschung- Eine Einführung

Anhang

Anhang 4   Angepasster Fragebogen nach 1. Expertenbefragung

Nominaler Gruppenprozess zur Erarbeitung einer Begriffserklärung Notfallpflege des Aktionsbündnisses Notfallpflege

Nominaler Gruppenprozess zur Erarbeitung einer Begriffserklärung Notfallpflege des Aktionsbündnisses Notfallpflege

Ziel der Befragung

Mit Ihrer Hilfe möchten wir eine wissenschaftlich fundierte und durch ein Expertengremium konsertierte Begriffserklärung der Notfallpflege erstellen.

Der Fragebogen konzentriert sich hierbei auf die Teilnehmer der ersten Befragung des nominalen Gruppenprozesses.

Der Fragebogen

Der Fragebogen erfasst die durch Literaturrecherche und eine erste Befragungsrunde erstellte Begriffserklärung der Notfallpflege und deren sechs Dimensionen:

Die Notaufnahme ist ein Funktionsbereich
Der Notfallpatient stellt eine hochkomplexe Pflegesituation dar
Substitution ist möglich und notwendig
Die Pflege stellt innerhalb des interdisziplinären Teams eine eigene Profession dar
Es gibt charakteristische Leistungen und Aufgaben der Profession Pflege im Handlungsfeld der Notaufnahme
Das aktuelle Kompetenzverständnis (Deutscher Qualifikationsrahmen (DQR) und Europäischer Qualifikationsrahmen (EQR)) ist für Pflegende in der Notaufnahme nicht ausreichend
Insgesamt werden Sie wahrscheinlich 15 Minuten zum Ausfüllen des Fragebogens benötigen.

Bitte senden Sie den Fragebogen im beiliegenden Umschlag bis 22.09.2017 zurück.

Wie wird mit Ihren Informationen umgegangen

Die Ergebnisse der Umfrage werden streng vertraulich behandelt. Der Fragebogen ist daher anonym konzipiert, das bedeutet, Sie müssen niemals Ihren Namen, oder andere vertrauliche Daten nennen.

Weitere Fragen

Bei eventuellen Rückfragen steht Ihnen Herr Dormann (Autor der Befragung) gerne zur Verfügung.

Zentrale Notaufnahme Uniklinik Köln

Frage/ These	Einverständnis		Änderung/ Modifikation
Wie gestaltet sich das Arbeitsum- feld in der Notaufnahme? /Die Notaufnahme ist ein Funk- tionsbereich,	o ja	o nein	

Begriffserklärung	Einverständnis		Änderung/ Modifikation
	o ja	o nein	
der gekennzeichnet ist durch einen raschen und unvorherseh- baren Wechsel der Arbeitsabläu- fe und des Arbeitspensums und die Individualität jeder Notfallsi- tuation. Die Besonderheiten der Arbeiten in der Notaufnahme sind die symptomorientierte Behandlungsweise, die zeitlich begrenzten Ressourcen und das breite Behandlungsspektrum. Die Notaufnahme versteht sich hier- bei als eine Schnittstelle zwischen Präklinik und weiteren klinischen Versorgungsbereichen			

Frage/ These	Einverständnis		Änderung/ Modifikation
Wie definiert sich der Notfallpati-ent? /Der Notfallpatient stellt eine hochkomplexe Pflegesituation dar,	o ja	o nein	

Begriffserklärung	Einverständnis		Änderung/ Modifikation
	o ja	o nein	
denn er kommt aus allen Alters-gruppen und weißt unterschiedli-che Schweregrade an heterogenen somatischen/psychischen Erkran-kungen auf, sowie unterschied-lichste soziokulturelle Herkünfte. Bei der Behandlung des Notfallpa-tienten muss seine Selbstbestim-mung immer beachtet werden			

Frage/ These	Einverständnis		Änderung/ Modifikation
Welche Möglichkeiten besitzen Pflegekräfte in der Notaufnahme innerhalb des gesetzlichen Rahmens? /Substitution ist möglich und notwendig,	o ja	o nein	
Begriffserklärung	**Einverständnis**		**Änderung/ Modifikation**
das heißt eine Kompetenzfelderweiterung von Pflegenden auf Grundlage neuer gesetzlicher Rahmenbedingungen	o ja	o nein	

Frage/ These	Einverständnis		Änderung/ Modifikation
Welche Rolle nimmt die Pflege im interdisziplinären Team in der Notaufnahme ein? / Die Pflege stellt innerhalb des interdisziplinären Teams eine eigene Profession dar	o ja	o nein	
Begriffserklärung	**Einverständnis**		**Änderung/ Modifikation**
mit der Aufgabe der Förderung der interdisziplinären Zusam-menarbeit und der Ausbildung von Berufsanfängern verschie-denster Professionen, sowie der Organisation und Strukturierung der Arbeitsprozesse innerhalb des multiprofessionellen Teams. Die Pflege versteht sich dabei als Partner des Arztes	o ja	o nein	

Frage/ These	Einverständnis		Änderung/ Modifikation
Welche Aufgaben hat eine Pflege-kraft in der Notaufnahme? / Es gibt charakteristische Leis-tungen und Aufgaben der Profes-sion Pflege im Handlungsfeld der Notaufnahme	o ja	o nein	
Begriffserklärung	**Einverständnis**		**Änderung/ Modifikation**
Hierzu gehören die Linde-rung/Unterstützung bei der Hei-lung der subjektiven Beschwerden des Patienten, das Erkennen der Bedürfnisse des Patienten, die Betreuung des Patienten, die ganzheitliche Betrachtung des Patienten, die pflegerische Ver-sorgung von Notfallpatienten und deren Angehörigen als autarke Aufgabe innerhalb ihres Kompe-tenzrahmens und in Zusammen-arbeit mit anderen Berufsgruppen, die Ersteinschätzung des Patien-ten, das Einleiten/Interpretieren diagnostischer Maßnahmen und Beginn der indizierten Therapie in Zusammenarbeit mit dem Arzt und die Sicherstellung der Be-handlungsqualität	o ja	o nein	

Frage/ These	Einverständnis		Änderung/ Modifikation
Welche Kompetenzen muss eine Pflegekraft in der Notaufnahme besitzen? / Das aktuelle Kompetenzverständnis (Deutscher Qualifikationsrahmen (DQR) und Europäischer Qualifikationsrahmen (EQR)) ist für Pflegende in der Notaufnahme nicht ausreichend	o ja	o nein	
Begriffserklärung	**Einverständnis**		**Änderung/ Modifikation**
Notfallpflegende besitzen Fachwissen im Bereich der Notfallpflege und anderen Bezugswissenschaften, sowie die Fähigkeit zum wissenschaftlichen Arbeiten und die Fähigkeit dieses Wissen in Form von evidenzbasiertem Handeln in die Praxis zu implementieren. Des Weiteren besitzen sie eine hohe Sozial- und Selbstkompetenz, sowie ein berufliches Selbstverständnis	o ja	o nein	

Vielen Dank für Ihre Mithilfe und persönlichen Mühen

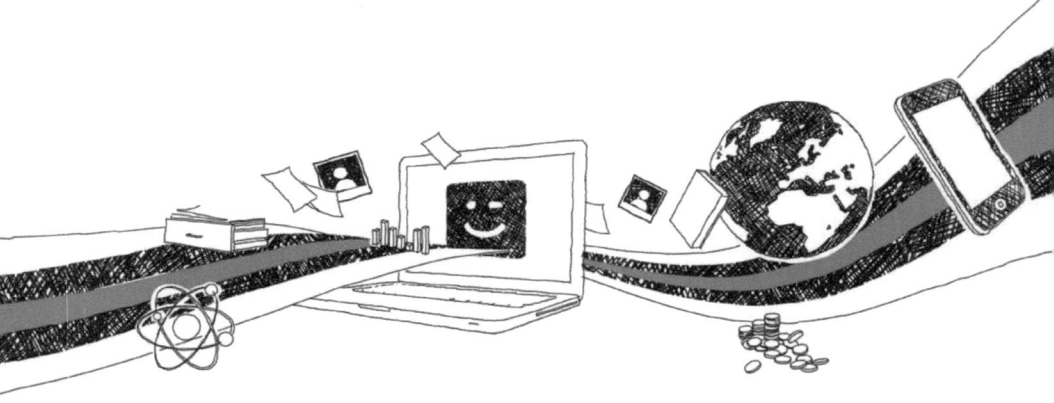